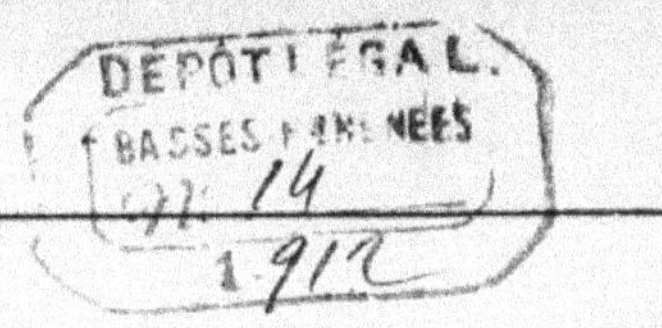

INDICATIONS

ET

CONTRE-INDICATIONS

DES EAUX

DE

SALIES-DE-BÉARN

"Source du Bayàa"

PAR

LE CORPS MÉDICAL DE SALIES-DE-BÉARN

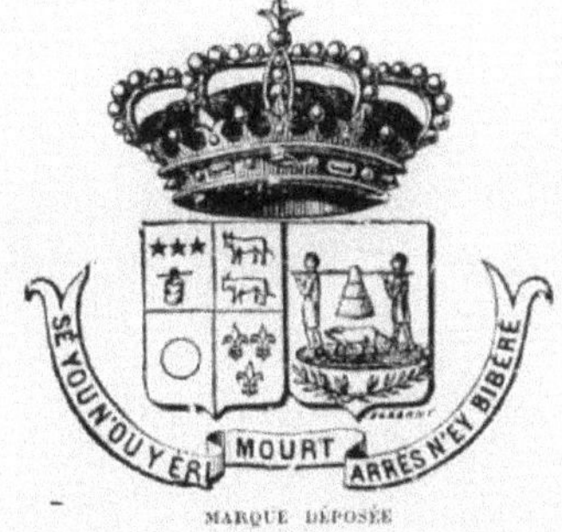

MARQUE DÉPOSÉE

NOUVELLE ÉDITION

PUBLIÉE

PAR LES SOINS DE M. CH. HÉZARD, CONCESSIONNAIRE.

1912

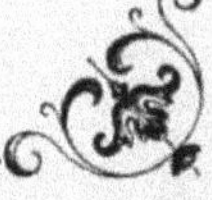

INDICATIONS

ET

CONTRE-INDICATIONS

DES EAUX

DE

SALIES-DE-BÉARN

“ Source du Bayàa ”

PAR

LE CORPS MÉDICAL DE SALIES-DE-BÉARN

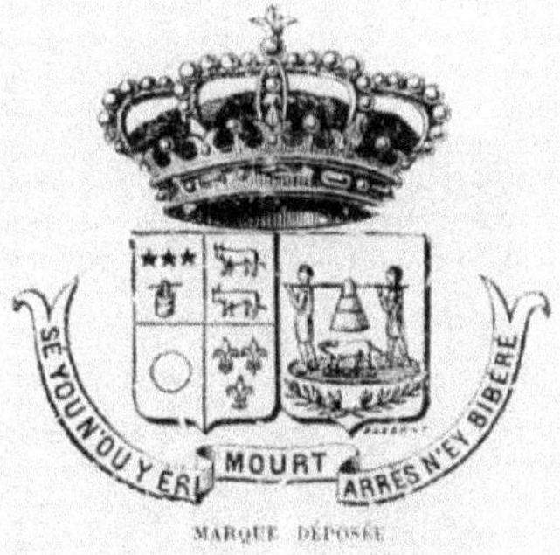

MARQUE DÉPOSÉE

NOUVELLE ÉDITION

PUBLIÉE

PAR LES SOINS DE M. CH. HÉZARD, CONCESSIONNAIRE.

1912

DES EAUX
DE
SALIES-DE-BÉARN

I

Historique et considérations générales sur Salies-de-Béarn.

Hic sale, salus.

Les propriétés curatives des eaux de Salies-de-Béarn sont connues depuis de longues années ; l'ère de leur renommée date environ du VIIIe siècle.

Dès cette époque, ainsi qu'en témoignent de vieux manuscrits, les habitants de la contrée et des pays voisins avaient la coutume de venir se baigner à la Source Salée « la Houn Salado », dont les eaux lourdes, chargées de sel, faisaient « flotter les corps » et guérissaient déjà bien des maux.

Avec le temps, la réputation de la bienfaisante fontaine a grandi et c'est de partout qu'on vient aujourd'hui à Salies, depuis qu'un patriotisme bien entendu a fait préférer les eaux françaises aux Stations d'outre-Rhin, dont la mode avait, en grande partie, créé le succès : malades et médecins s'aperçurent alors, non sans quelque étonnement, qu'ils allaient chercher bien loin ce que chacun avait si près.

Nulle autre source similaire ne saurait, en effet, être comparée aux Eaux de Salies pour la richesse minérale et la variété des applications thérapeutiques.

En Allemagne, les eaux chlorurées-sodiques (Kreuznach, Kissingen, Nauheim), offrent une minéralisation peu élevée : en Suisse, les eaux les plus en renom (Rheinfelden, Bex, Schwerzerhall), proviennent, ainsi que celles de Salso-Maggiore, en Italie, des mines voisines où l'on traite, par dissolution, le sel gemme : en Espagne, les sources salées sont nombreuses, mais en général d'un faible degré de salure, mal captées, et leur installation, le plus souvent, laisse fort à désirer.

Il est d'ailleurs à remarquer que la composition des sources salées est très variable : le chlorure de sodium peut s'y trouver en plus ou moins grande quantité, associé à divers éléments minéraux ou organiques qui modifient la constitution de l'eau naturelle.

Nous pouvons dire, sans être taxés d'exagération, que par leur composition chimique, aussi bien que par leur action thérapeutique, les Eaux de Salies-de-Béarn (source du Bayàa) occupent le premier rang, en France comme à l'étranger, parmi les eaux chlorurées-sodiques fortes, bromo-iodurées.

La légende, si chère aux poètes et à l'imagination des peuples, veut que la découverte des Eaux de Salies soit due au hasard.

Elle nous apprend qu'un sanglier blessé, poursuivi par les chiens, fût retrouvé mort le lendemain de la chasse sur les bords d'un marais qu'il avait traversé ; son corps était tout recouvert de sel.

De ce jour date la fortune de Salies, « la Ville du sel » ; aussi voyons-nous le sanglier providentiel figurer dans les armes communales avec cet exergue en patois béarnais : *Si you nou y eri mourt, arès ney bibéré.* « Si je n'étais mort là, personne n'y vivrait. »

Longtemps ce coin de Béarn, perdu dans les bois, ne fut qu'une pauvre bourgade, dont les rares habitants vivaient de la fabrication du sel comestible ; peu à peu, la population commença à s'accroître, le hameau devint village, l'exploitation prit une importance plus grande, et les heureux voisins du Bayàa, « lous beziis » s'établirent en une communauté, qui existe encore sous le nom de « Part-Prenants ».

Jusqu'à ces derniers temps, la Fontaine du Bayàa, « la Houn », fut seule en exploitation. Elle s'étalait à ciel ouvert, entourée d'une grille en fer, sur le principale place de la Ville ; des escaliers en pierre en facilitaient l'accès, et, comme le sol marécageux ne pouvait supporter aucun poids, toutes les fondations du voisinage furent établies sur pilotis.

Aujourd'hui, le vieux réservoir du Bayàa est recouvert d'une épaisse couche de maçonnerie et un système de canalisation conduit l'eau salée directement à l'Etablissement des bains.

Près de dix siècles ont passé ! Que reste-t-il encore de ce qui existait autrefois ?

Ici, comme ailleurs, le temps a accompli son œuvre de destruction, et le touriste, en parcourant les ruelles étroites, tortueuses, du vieux Salies, peut à peine retrouver quelques vestiges de l'ancienne ville.

L'humble bourg est maintenant une cité importante avec de grands hôtels, un Casino, et de nombreuses villas ; une eau de source limpide alimente la Ville, l'électricité éclaire ses rues et dans le Jardin public s'élève un superbe Etablissement thermal.

Salies-de-Béarn (53 m. 80 d'altitude), compte environ 6.400 habitants ; la ville s'étend au pied du versant méridional d'un côteau, dans un vallon entouré de prairies, de vignobles, de bois ; au loin, les Pyrénées dessinent leurs contours grandioses qui servent de limite à l'horizon.

Le climat est doux, tempéré, le printemps et l'automne sont les deux saisons les plus favorables pour le traitement balnéaire.

C'est dans ce coin privilégié de la terre de Béarn que des milliers de malades viennent, chaque année, depuis des siècles, chercher la guérison de leurs misères, et puiser force et santé à la précieuse fontaine ; ses eaux sont abondantes, intarissables, et leur action thérapeutique, consacrée par l'expérience et par le temps les mettent au-dessus de toute comparaison.

II

Origine et Analyse des Eaux de Salies. Composition chimique du Bain. Des Eaux-Mères.

Les Eaux de Salies-de-Béarn appartiennent à la classe des « chlorurées sodiques fortes, bromo-iodurées ». Leur richesse minérale dépasse celle des sources similaires les plus en renom.

Deux puits salés, ceux d'Oràas et du Griffon, fournissent actuellement l'eau nécessaire à la fabrication du sel ; celui du « Bayàa » est réservé spécialement pour les bains. Leur composition chimique paraît presque identique, mais avec cette différence que la source d'Oràas est un peu plus saturée et que celle du Bayàa renferme une proportion plus grande de matières organiques qui rendent l'eau douce et onctueuse au toucher.

Cette source du Bayàa, maintenant cachée sous terre, se trouve située au centre de la Ville ; son exploitation pour la fabrication du sel comestible remonte à huit cents ans; l'eau émerge à la surface du sol, dans un vaste bassin creusé pour la recevoir. elle marque 19 à 20 degrés à l'aréomètre Baumé

Au point de vue chimique, la différence entre ces diverses sources est légère; elle est grande quant aux résultats thérapeutiques, ainsi que l'ont reconnu les médecins qui se sont succédé à Salies, habitués de tout temps à établir une distinction notable entre Oràas et le Bayàa.

Si, dans bien des cas, on peut prescrire indifféremment l'une ou l'autre de ces sources, il est des affections, surtout en ce qui concerne la gynécologie, où l'emploi exclusif de l'eau du Bayàa s'impose.

Composition chimique et analyse. —

Le sel (chlorure de sodium), est l'élément caractéristique des Eaux de Salies; on trouve aussi dans leur composition d'autres sels minéraux, qui viennent en augmenter la richesse et la valeur thérapeutique : chlorures de potassium, de calcium, de lithium, de magnésium; sulfates alcalino-terreux; iodures et bromures alcalins, etc...

Prise à la source, l'eau du « Bayàa » est limpide, incolore, sans odeur; elle possède une saveur franchement salée et amère à cause des sels de magnésie en dissolution. Température moyenne : 15°; densité=1,20; marque 19° à 20° à l'aréomètre Baumé; sans réaction sur le papier de tournesol.

Elle offre au toucher une certaine onctuosité qu'elle doit à la présence d'éléments organiques microscopiques qu'on ne rencontre pas toujours dans les eaux similaires.

Il me paraît utile de reproduire ici l'analyse récente de M. Wilm, chimiste-expert, chargé par le Ministre de l'Intérieur de refaire l'analyse d'un certain groupe d'eaux minérales.

ANALYSE DES EAUX DE SALIES-DE-BEARN

(Par M. Wilm.)

SOURCE DU BAYAA

Acide carbonique des bicarbonates	0.2976
Acide carbonique libre	0.189
Chlorure de sodium	245.4499
Chlorure de potassium	2.3040
Chlorure de lithium	0.0174
Chlorure de rubidium	traces.
Bromure de sodium	0.1717
Iodure de sodium	traces.
Sulfate de calcium	2.7404
Sulfate de magnésium	3.5768
Sulfate de sodium	0.6674
Silice et alumine	0.1840
Carbonate de calcium	0.2699
Carbonate de magnésium	0.0202
Carbonate de fer	0.0420
Matières organiques non dosées et pertes	0.7614
Poids du résidu	206.2404

SOURCE D'ORAAS (*Juillet 1889*).

Composition Élémentaire :

Chlore et brome	177.637
Acide sulfurique	5.809
Acide carbonique	0.076
Sodium, potassium, lithium	115.510
Calcium	1.286
Magnésium	0.752
Oxydes de fer et manganèse	0.008
Poids du résidu sec	300.540

GROUPEMENT :

Carbonate de calcium	0.127
Carbonate ferreux	0.012
Chlorures de sodium, de potassium et de lithium.	293.000
Chlorure de magnésium	0.161
Sulfate de calcium	4.200
Sulfate de magnésium	3.557
Total des sels par litre	301.057

Si on compare la richesse minérale des eaux de Salies avec celle des principales sources salées, on constate que, sous ce rapport, leur supériorité est encore bien établie par la variété de leurs divers éléments, et surtout par la quantité d'iodures et de bromures alcalins qu'elles renferment.

DES EAUX-MÈRES

(MUTTER-LAUGE DES ALLEMANDS.)

A Salies, on désigne ainsi la solution saline obtenue par l'évaporation graduelle de l'eau salée naturelle dans la fabrication du sel comestible ; ce résidu liquide, riche en bromures et iodures, contient encore une certaine quantité de sel, ainsi que d'autres éléments minéraux.

L'opération s'exécute non loin de l'Etablissement thermal, « à la Saline », dans de vastes chaudières métalliques à large surface, chauffées à feu nu; l'eau minérale s'y concentre, et quand l'aréomètre marque 24°, le sel se précipite; on l'enlève et il reste une première solution d'eau-mère.

Une nouvelle quantité d'eau salée est alors ajoutée, et la solution se charge ainsi progressivement de bromures et d'iodures; finalement on obtient un liquide très dense pouvant titrer, à volonté, 24, 26, 28, 35 degrés, et dont la composition est toute différente de l'eau naturelle primitivement employée; ce sont les « eaux-mères ».

Nous les trouvons à Salies sous trois formes distinctes : eaux-mères simples, eaux-mères pour compresses, et eaux-mères pour bains.

Le premier type, en usage à l'Etablissement pour additionner les bains, marque 26° à l'aréomètre, et le second, destiné aux applications de compresses, 28° à 30° ; le troisième type, qui accuse de 34° à 36°, sert à compléter les bains artificiels ; il existe enfin des sels concentrés d'eaux-mères pour le transport au loin.

D'après les dernières analyses de M. Wilm, voici quelle serait la composition chimique des eaux-mères de Salies :

ANALYSE D'EAUX-MÈRES à 35° BAUMÉ

(D'après M. Wilm.)

Chlorure de magnésium	231.512
Chlorure de sodium	44.172
Chlorure de potassium	36.827
Chlorure de lithium	1.051
Chlorure de rubidium	traces.
Bromure de magnesium	10.313
Iodure de magnésium	0.010
Sulfate de potassium	21.830
Sulfate de sodium	17.815
Sulfate de magnésium	15.055
Total	377.887

Ce qui frappe, dans ce tableau, c'est la faible proportion relative du chlorure de sodium et son remplacement par du chlorure de magnésium ; quant aux bromures et aux iodures, la quantité en est notablement augmentée, avec cette différence que le magnésium s'est substitué au sodium.

Il me paraît utile d'appeler l'attention sur cette réaction chimique, qui modifie beaucoup la composition des eaux-mères selon le degré de concentration.

Ainsi, de 20° à 25°, la prédominance du chlorure de sodium existe encore.

De 20° à 25°, il y a diminution de chlorure, et augmentation des sulfates, iodures et bromures alcalins, du chlorure de magnésium.

De 30° à 35°, prédominance complète du chlorure, du bromure et de l'iodure de magnésium.

A Salins, le chlorure de sodium domine; à Kreuznach, le chlorure de calcium; à Salies, c'est le chlorure de magnésium, ainsi que les bromures et les iodures de magnésium.

En Allemagne, dans la plupart des stations salines, on emploie les eaux-mères dans le traitement; mais il est à remarquer que leur addition au bain n'a souvent pour but que d'augmenter le degré de salure, naturellement trop faible. Ce sont de simples solutions concentrées de sel ordinaire, destinées à renforcer le bain.

Au contraire, à Salies-de-Béarn, la composition des « eaux-mères » diffère essentiellement de celle de l'eau naturelle salée et permet d'entrevoir des propriétés médicales particulières; de là l'importance si grande qu'elles possèdent dans la thérapie saline; par leur addition, le bain acquiert des propriétés nouvelles, sédatives, résolutives, grâce aux bromures et aux iodures qu'il contient en assez grande quantité.

ÉTABLISSEMENT THERMAL

Composition du Bain. —

La véritable valeur médicale des Eaux chlorurées sodiques fortes consiste dans leur emploi comme bains; on les utilise aussi sous forme de douches, d'irrigations locales, de compresses d'eaux-mères, etc...

A Salies, l'Etablissement thermal (1) répond à la plupart des besoins et aux indications principales de la pratique balnéaire; on y compte environ 90 cabines de grande dimension, bien aérées, claires, chacune divisée par une sorte de velum en deux compartiments, dont le premier sert de déshabilloir confortablement aménagé.

Il existe trois classes de bains, qu'alimente également la même source naturelle du Bayàa, mais que différencie le plus ou moins de luxe et de confortable.

A Salies, l'eau naturelle du Bayàa marque 19 à 20° à l'aréomètre; chauffée, la densité change et le degré varie de 18 à 19°.

Composition du Bain d'eau salée naturelle à la température de 35°.

Chlorures alcalins	78.317 10
Bromures	190 20
Iodures	15 90
Sulfates alcalins	738 80
Carbonates (fer et manganèse)..............................	723 70
Silice alumine	76 20
Matières organiques	228 30
Au total..............................	84.290 20

Telle est la richesse du bain à Salies-de-Béarn : *84 kil. 290 grammes* de sels minéraux.

Mais ce point n'est pas le seul important à connaître; la température de l'eau, la durée de l'immersion constituent autant de conditions qui réclament une attention toute particulière.

La durée moyenne du bain, sauf de rares exceptions, est de 20 à 30 minutes, avec une température de 33° à 35°.

---

1. — Directeur actuel, l'honorable M. Lafon.

C'est toujours avec quelque prudence qu'on doit faire usage des eaux de Salies; leur puissance même les rend dangereuses, et il appartient au médecin de fixer avec soin le degré, la durée, la température du bain, ces trois facteurs importants d'une bonne balnéation.

CARACTÈRES PHYSIQUES ET BIOLOGIQUES

La *Chimie* vient d'établir l'incomparable richesse des Eaux thermales de Salies-de-Béarn, de la source du Bayàa; la *Physique* et la *Biologie* prouvent que ces eaux ne sont pas une simple solution minérale. La première signale des actes nombreux que ses forces font perpétuellement s'accomplir entre les éléments associés de ces eaux; la seconde y décèle de saines et utiles colonies microbiennes qui achèvent de parfaire ce composé si complexe et vivant qu'est l'eau médicinale de Salies-de-Béarn, de la source du Bayàa.

L'eau minérale du Bayàa est une eau naturelle, « de combinaisons rocheuses ». (Professeur Armand Gautier.)

Sa *couleur* est limpide, incolore si on l'examine en petite quantité; vue sous un grand volume, dans la baignoire, l'eau est jaune rougeâtre, ambrée, dorée. Cette coloration est due aux sécrétions de ses bactéries chromogènes et aux fines parcelles d'argile irisée salifère qu'elle entraîne.

Saveur fortement salée, avec arrière-goût amer dû à la richesse spéciale en sels de magnésium de l'eau de Salies-de-Béarn.

Consistance particulièrement douce, onctueuse au

toucher, grâce à une substance composée, végéto-minérale, que l'on peut appeler *Bayàïne*, comme on dit *Barégine*, *Luchonine*, etc.

Densité : 19° à 20° à l'aréomètre Baumé, si l'eau est bien puisée et froide à + 15°; chauffée pour les bains elle n'a plus qu'une densité de 18 à 19°, selon la température.

Réaction alcaline au papier de tournesol.

Température naturelle constante : + 14° centigrades à la source, hiver comme été.

Débit : cinquante-cinq mille litres par 24 heures en toute saison.

Radio-activité : L'eau minérale de la source du Bayàa est radio-active tant qu'elle reste en communication suffisante avec le sol de Salies, soit à la source, soit dans les bassins de réserve. Chauffée pour les bains, elle perd ce caractère; accumulée froide dans une baignoire, elle cesse en quatre jours d'être radio-active. Cette eau n'est donc pas radio-active par elle-même, elle ne l'est que par les influences d'émanations qu'elle reçoit des corps radio-actifs du sol de Salies-de-Béarn.

Electricité : Le galvanomètre accuse nettement un courant galvanique de plusieurs milli-ampères dans l'eau du Bayàa. Placez un charbon dépolarisé au robinet, sur le plancher imbibé d'eau salée de la cabine, ou dans le sol voisin; fixez-y un fil sur le trajet duquel seront placés boîte à résistance et galvanomètre; attachez à l'autre extrémité un charbon que le baigneur immergé tiendra en mains : un courant électrique passe.

Il n'y a pas de circuit fermé, mais une sorte d'accumulation d'électricité dans l'eau du bain.

Tout baigneur plongé dans un bain de Salies-de-Béarn est ainsi placé dans la sphère d'action d'une électricité positive unipolaire.

Osmoses : Il se fait à travers la peau des malades, pendant le bain, des échanges entre les liquides intérieurs du corps et l'eau minérale. Les pesées faites avant et après le bain, en écartant toute cause d'erreur, donnent des résultats intéressants qui varient avec les malades. Il en est qui, pendant leur immersion de 30 minutes, perdent 100, 200, 300 grammes et plus; d'autres augmentent de poids dans les mêmes proportions. Voilà des faits. Leur nombre ne permet pas encore de formuler des lois qui les régissent. On remarque cependant que les malades surchargés prennent du poids pendant le bain mais ont maigri à la fin du traitement.

Au contraire, les amaigris par maladie perdent du poids pendant le bain; à la fin de la cure, ils ont engraissé. Ces expériences prouvent que grâce à ces courants d'osmose, la peau, membrane vivante, complexe, demi-perméable, mais plus ou moins altérée par la maladie, la peau permet des échanges importants entre l'eau minérale du bain et les liquides minéralisés du sang, de la lymphe et des tissus qu'elle recouvre.

Bactériologie : L'eau minérale de Salies-de-Béarn est vivante. De nombreuses expérimentations poursuivies à l'Institut Pasteur de Paris par M. le Docteur Raymond Petit (fils), il résulte que l'eau de Salies-de-Béarn renferme et nourrit des colonies de *Bacilles* et de *Micrococques* doués d'une grande activité. On ne peut ici que donner des conclusions très intéressantes de cette remarquable étude.

L'eau du Bayàa contient trois espèces de bacilles et quatre espèces de micrococques, les uns liquéfiant la gélatine et les autres non; tous donnent des sécrétions d'une couleur jaune rougeâtre, sont donc chromogènes et colorent l'eau de Salies-de-Béarn. Ces espèces microbiennes, inoculées à divers animaux, n'ont jamais entraîné le moindre accident; aucune d'elles n'est donc nocive, pathogène. D'autre part, l'eau du Bayàa neutralise et empêche la virulence du *Streptocoque de l'érysipèle*, et celle du *Bacille du tétanos;* elle atténue la virulence du *Staphylocoque infectieux* de l'ostéo-myélite aiguë.

III

Propriétés physiologiques.

Quand on rencontre dans une eau naturelle une si grande richesse minérale, tant de caractères physiques et biologiques réunis, tant d'éléments de constitution, de forces en actes, faut-il s'étonner que ses applications à l'homme soient suivies d'importants effets ?

Ces effets diffèrent selon qu'on les observe chez l'homme *sain* ou chez l'homme *malade*. L'eau minérale est l'agent qui *impressionne;* le baigneur est l'organisme qui reçoit et traduit cette *impression*.

1° *L'homme* sain est en pleine et entière activité de vie : peau et muqueuses, appareils nerveux, de circulation et respiration, glandes et sécrétions, muscles, etc., tout y est sensible, excitable, réagissant, sous l'influence des bains de Salies-de-Béarn (Source du Bayàa); la peau se dessèche et se resserre, ses secrétions diminuent, tandis que ses éléments nerveux transmettent à tous les organes une excitation qui se traduit par des éruptions cutanées, de l'agitation, de l'insomnie. Puis, selon les lois biologiques, à cette excitation succèdent les effets contraires tels qu'une irrésistible somnolence de jour et de nuit, une dépression générale, un véritable état morbide. L'eau de Salies-de-Béarn est donc nuisible à l'homme sain, puisqu'après l'avoir excité elle l'use, le déprime, le rend malade.

2° *L'homme malade*, justiciable de la cure de Salies-de-Béarn (Source du Bayàa), se comporte tout autrement vis à vis d'elle. L'eau est bien la même, mais l'organisme malade ne ressemble plus par ses réactions à celui de l'homme sain; au lieu d'être par les bains excité et usé, il est stimulé et reconstitué; loin d'être déprimé, affaibli, il est calmé, tonifié.

Tout, dans les bains de Salies-de-Béarn, concourt à déterminer ces heureuses impressions chez le baigneur malade.

C'est d'abord le contact stimulant et resserrant de l'eau sur les téguments. C'est le courant des osmoses qui, à travers la peau, établit entre l'eau dont les dix-huit composants sont exactement ceux du corps humain et les liquides de ce corps, des échanges importants dont le résultat final est l'heureuse modification des plasmas et des tissus. L'assimilation qui tonifie est effet des chlorures, la sédation qui calme est œuvre des bromures. Ces bromures sont associés au magnésium dans l'eau du Bayàa comme dans les eaux-mères, qui sont soit ajoutées au bain, soit employées en applications locales.

C'est le calorique latent et réel, plus élevé que ne le dit le thermomètre, mais que le baigneur ressent, dont il est pénétré, réchauffé, ranimé, lui que des échanges pauvres laissaient refroidi, languissant.

C'est la pression d'une eau vingt fois plus lourde que l'eau douce, qui comprime en tous sens la peau, et, par elle, tous les organes qu'elle renferme et recouvre.

C'est l'électricité qui actionne les papilles de la peau, transmettant par les innombrables touches de

3.

ce clavier sensible ces favorables stimulations aux centres nerveux, et, par eux consécutivement, à tous les tissus, à tous les organes.

Enfin, c'est l'action anti-microbienne que les bactéries utiles de l'eau de Salies-de-Béarn (Source du Bayàa), exercent contre la virulence des microbes nocifs avec lesquels si souvent les malades sont en lutte continue.

IV

Propriétés, effets et indications générales de thérapeutique.

On comprend que sous l'action de tels effets physiologiques, les malades soient, par les eaux de Salies-de-Béarn, inclinés vers des actes nouveaux et heureux grâce auxquels ils guérissent.

L'eau de Salies-de-Béarn (Source du Bayàa), répond plus et mieux qu'aucune autre à cette définition scientifique de l'eau médicinale : « *Eau naturelle dont l'usage provoque avec certitude sur l'organisme malade de l'homme des modifications qui peuvent être favorablement utilisées pour sa santé et sa vie.* »

Est-ce à dire qu'elle soit une panacée, un remède universel, convenant à n'importe quel malade ? Nullement. Mais elle est un agent curatif au premier chef quand on y baigne un grand nombre de prédisposés morbides, d'insuffisants, de convalescents et de malades chroniques qui en sont justiciables.

Des observations médicales séculaires, mais chaque jour plus nombreuses, ont fixé les indications et contre-indications des bains de Salies-de-Béarn.

L'indication est le motif de l'action médicatrice. L'eau de Salies-de-Béarn en est, on vient de le voir, l'un des moyens les plus puissants. Plus loin vont être précisées les indications particulières de la cure de Salies-de-Béarn; c'est seulement ici la place d'une esquisse de ses indications générales.

En thérapeutique, les eaux de *Salies-de-Béarn* (*Source du Bayàa*), *sont à la fois stimulantes et reconstituantes, sédatives et calmantes, donc toniques.*

Elles sont surtout indiquées toutes les fois que l'organisme est en état d'insuffisance d'ordre nutritif.

Voici des malades dont les assimilations et les désassimilations sont au-dessous du taux normal : ce sont des prédisposés morbides, des faibles, des insuffisants, des candidats aux infections, des arriérés : « Salies-de-Béarn va les stimuler sans les exciter; médication tonique et préventive. »

Voilà des malades dont les désassimilations sont excessives : ce sont des épuisés, des convalescents, des nerveux, des amaigris. « Salies-de-Béarn va modérer leurs pertes, et leur système nerveux, les reconstituer en les calmant : médication toni-sédative, régulatrice de la nutrition. »

Tels autres assimilent trop, ne désassimilent pas assez; ceux-là sont des surchargés, des infiltrés de substances mauvaises qui se traînent dans une autre sorte de ralentissement de la vie. Salies-de-Béarn (Source du Bayàa), va stimuler leurs désassimilations; médication régulatrice de la nutrition.

Les uns sont des intoxiqués chroniques, soit par

les poisons de leurs fermentations, soit par les sécrétions infectieuses de microbes pathogènes colonisés en quelque coin de leur corps... Salies-de-Béarn (Source du Bayàa), va les rendre défensifs contre ces toxines en les stimulant : médication tonique indirectement antiseptique.

Les autres sont des anémiques, des affaiblis par altération du sang et de ses ferments diastasiques et vitalisants, ou par hémorrhagies répétées. Ce sont encore des lymphatiques dont la lymphe est de mauvaise qualité et les leucocytes altérés... Salies-de-Béarn (Source du Bayàa), va stimuler les uns et les autres, activer leur vie et les guérir: médication tonique reconstituante.

S'il faut de ce qui précède conclure que l'eau du Bayàa de Salies-de-Béarn est l'un des plus puissants agents à la fois stimulant et calmant que possède la thérapeutique, on n'a plus à s'étonner d'y voir guérir des états morbides en apparence les plus opposés, bien que souvent liés à de mêmes causes : aussi bien y voit-on disparaître des congestions que des anémies, des exsudats infiltrés et des hypertrophies, que des atrophies et des dégénérescences, des états de nervosismes exagérés, que des atonies nerveuses.

Le secret thérapeutique de Salies-de-Béarn se résume tout entier dans cette conclusion : « *Par sa double action stimulante et calmante, Salies-de-Béarn (Source du Bayàa), est le grand régulateur de la nutrition; son eau minérale est l'eau médicatrice par excellence.* »

MALADIE DES ENFANTS
ET DES ADOLESCENTS

Envoyez à Salies-de-Béarn les enfants délicats, faibles de constitution, alanguis par de longues maladies ou par une croissance rapide.

L'atonie générale dont ils sont atteints est rapidement modifiée par l'usage des bains salés.

La faiblesse des muscles cervico-thoraciques postérieurs avec ses conséquences, projection des épaules, saillie des omoplates, étroîtesse du thorax avec ou sans proéminence de l'abdomen ne tarde pas à disparaître, sinon sous l'influence du traitement général seul, du moins par l'usage des douches salées.

Dès le troisième ou quatrième bain, l'amélioration se prononce; on le reconnaît à ce que l'enfant devient plus vif, son pouls est moins fréquent et plus fort, sa respiration plus énergique, les urines plus abondantes, l'appétit meilleur. Bientôt ses joues se colorent, ses cils deviennent plus arqués, ses cheveux sont moins ternes, ils ont plus de reflet. Lorsque tous ces signes ont été bien constatés, il n'y a plus à se préoccuper du résultat final. Tout au plus devra-t-on surveiller la période d'excitation qui survient généralement vers le huitième ou dixième bain.

Envoyez à Salies-de-Béarn (Source du Bayàa), les enfants *anémiques* intoxiqués par le séjour d'hiver dans les grandes villes à appartements surchauffés et confinés, le brouillard, les fumées des usines. Dès les premiers bains, la peau se colore, la richesse globulaire augmente.

Envoyez à Salies-de-Béarn (Source du Bayàa), les enfants à hérédité chargée.

Envoyez à Salies-de-Béarn (Source du Bayàa), les enfants rachitiques, vous obtiendrez des succès.

Envoyez à Salies-de-Béarn (Source du Bayàa), les enfants lymphatiques, les convalescents de coqueluche, de rougeole, de grippe, les candidats à la tuberculose contre lesquels Salies-de-Béarn est le vaccin idéal.

Envoyez à Salies-de-Béarn (Source du Bayàa), les enfants nerveux, purs descendants d'alcooliques ou de déséquilibrés ou seulement de travailleurs de la pensée, de cérébraux intellectuels à quelque titre que ce soit, enfants maigres, intelligents, toujours en mouvement d'esprit et de corps, ne dormant pas, ne mangeant pas, surtout n'assimilant pas. L'action sédative de Salies-de-Béarn fait merveille et moyennant des précautions au début du traitement, nous les verrons au bout de quelques jours dormir, manger et engraisser en même temps que leur caractère s'améliorera.

Envoyez à Salies-de-Béarn (Source du Bayàa), tous les enfants arriérés ou encore dégénérés dont le cerveau est mal irrigué, les enfants incapables de tout travail suivi. La transformation intellectuelle des enfants est un véritable triomphe pour Salies-de-Béarn. Cette action peut s'expliquer par la teneur de ces eaux en bromures et en sels de magnésium, régénérateurs par excellence de la substance grise cérébrale.

Après ce rapide tableau de clinique générale infantile, précisons les indications spéciales de Salies-de-Béarn.

En première ligne, les adénites chroniques, les ganglions suppurés ou non à toutes les périodes pour lesquels l'efficacité de Salies-de-Béarn est depuis longtemps classique. Les ganglions se morcellent et ceux qui n'ont pas suppuré disparaissent par résolution. Chez ceux qui sont en voie de suppuration, le pus change de nature sous l'action des bains et le travail de réparation s'établit. Chez ceux qui sont à la fin de la suppuration, les eaux de Salies-de-Béarn concourent à la reproduction de tissus souples et évitent des cicatrices disgracieuses. Les anciennes cicatrices sont elles-mêmes avantageusement modifiées.

Engorgement des Ganglions trachéo-bronchiques. — Cette maladie, fréquente chez les enfants à la suite de grippe, coqueluche, rougeole, est caractérisée par une toux coqueluchoïde, des nausées, des vomissements, une fièvre légère persistante (Guéneau de Mussy, Barety), et à l'auscultation par un souffle et par le phénomène décrit par M. Martin du Magny sous le nom de « voix lointaines ».

Engorgement des Ganglions abdominaux, Péritonite tuberculeuse.— Ces maladies sont efficacement combattues par les eaux du Bayàa, de Salies-de-Béarn, à la condition de ne pas attendre que l'état général du malade soit trop mauvais, qu'il n'y ait pas de fièvre, ni d'albuminurie. Cependant, quelques dixièmes de degrés au-dessus de la normale et quelques centigrammes d'albumine ne seront pas une contre-indication.

Ophtalmies. — *Les blépharites ciliaires, l'engorgement de la glande et des conduits lacrymaux*, les kératites, les conjonctivites ulcéreuses et phlycténulaires sont toujours améliorées. Quelques cas de glaucôme et de décollement de la rétine y ont aussi été traités avec succès.

Il est bon de savoir que dans certaines circonstances il sera nécessaire de maintenir un bandeau sur les yeux pendant le bain et que ce ne sont pas des lavages locaux intempestifs, mais l'action générale du grand bain qui guérit ces malades.

Otites. — Le catarrhe de la trompe d'Eustache et de l'oreille moyenne cède très facilement au traitement de Salies-de-Béarn. L'ostéopériostite du rocher et des lésions graves suppurées de l'oreille externe et moyenne guérissent aussi, quoique plus lentement; la cure demande à être conduite avec d'infinies précautions.

L'ozène, le *coryza* chronique sont guéris à Salies-de-Béarn quand leur origine peut être rattachée à la scrofule.

Certaines *angines* chroniques à répétition, l'hypertrophie des amygdales, les végétations adénoïdes, y trouvent une amélioration. Si l'ablation devient nécessaire, elle est facilitée par la saison de Salies-de-Béarn; si elle a été faite antérieurement, la guérison en est consolidée.

Arthrites, Tumeurs blanches. — Ces affections suppurées ou non, sont toujours améliorées à Salies-de-Béarn (Source du Bayàa). Dans les arthrites non encore ouvertes, la guérison par résolution est la règle, mais il est parfois nécessaire de faire un séjour prolongé ou plusieurs saisons. Nous avons vu toutefois des genoux à fistules multiples avec état général très mauvais, tarir en une seule saison.

Les mêmes remarques s'appliquent aux *coxalgies*. Lorsque celles-ci sont traitées au début chez les enfants très jeunes, elles guérissent sans laisser de traces, à condition que le malade soit mis en extension ou dans la gouttière de Bonnet dès la sortie du bain et toute la journée jusqu'au bain du lendemain. Nous avons observé un cas où des stalactites osseuses vérifiées par la radiographie et unissant la tête fémorale à la cavité cotyloïde, avaient disparu après une saison. Nous avons remarqué que dans la coxalgie, l'immobilisation prolongée est plutôt nuisible qu'utile à la restauration du membre atteint.,

Mal de Pott. — Les résultats de Salies-de-Béarn (Source du Bayàa), dans cette affection, sont constants et parfois véritablement merveilleux. Nous attirons de nouveau l'attention sur ces cas, pour lesquels Salies-de-Béarn paraît être un peu trop oublié aujourd'hui, certaines plages ayant fait une publicité considérable pour les attirer.

Le traitement par les bains de Salies-de-Béarn (Source du Bayàa), est un des plus efficaces connus pour combattre la gibbosité et les déformations consécutives, moyennant la précaution de laisser les enfants longtemps étendus après la cure.

Diverses autres ostéo-périostites des *côtes*, du *bassin*, du *crâne*, des *phalanges*, etc..., ont aussi été traitées à Salies-de-Béarn avec de bons résultats.

Affections diverses. — Nous grouperons un peu arbitrairement la *paralysie infantile* et la *poliomyélite* dont les suites (atrophie musculaire, refroidissement du membre, impotence fonctionnelle), sont puissamment amendées par le traitement de Salies-de-Béarn suivi ou non du traitement électrique; la *chorée* et l'*incontinence nocturne* d'urine, tenant bien souvent à une faiblesse générale chez les enfants névropathes. Certaines formes d'épilepsie ont été aussi enrayées par les bains fortement chargés d'eau-mère.

Les enfants supportent très bien le traitement, mieux que les adultes. L'âge auquel les enfants peuvent commencer à venir à Salies-de-Béarn peut être fixé à deux ans environ. La durée de la cure variera suivant les cas. S'il s'agit d'un cas moyen, 25 jours seront le temps nécessaire. S'il faut refaire une constitution ou lutter contre une arthrite grave, coxalgie, mal de Pott, un séjour de trois mois s'imposera, séjour qui sera répété deux ou trois fois par an, jusqu'à guérison.

DIATHÈSES ET TROUBLES LOCAUX JUSTICIABLES DE SALIES-DE-BÉARN.

Les Eaux de Salies-de-Béarn (Source du Bayàa), s'adressent à certaines diathèses, à quelques états organiques défectueux, à des troubles fonctionnels qui échappent à une classification systématique et peuvent s'observer aussi bien chez les enfants que chez les femmes ou les adultes. Ce sont ces principales indications que nous voulons fixer par quelques traits distinctifs faciles à retenir.

D'abord le lymphatisme, trouble général de la nutrition, caractérisé par un ralentissement, une oxygénation insuffisante et une dilatation du système lymphatique. Il inflige souvent au malade un aspect caractéristique : facies classique du petit sujet gros, aux chairs flasques, au visage bouffi dont la lèvre supérieure est hypertrophiée et la bouche entr'ouverte. Mais il est des cas où on ne le reconnaît pas au premier aspect et où certaines manifestations sont en outre parfois une contre-indication de la cure marine. Ce sont les malades, enfants pour la plupart, qui sont irritables et nerveux, mais qui présentent une ou plusieurs adénites plus ou moins volumineuses cachées dans la région du cou, de l'aîne ou de l'aisselle, ceux atteints de kératites et conjonctivites chroniques que le vent et le sable du bord de la mer irriteraient; ce sont les malades porteurs de végétations adénoïdes et de grosses amygdales. Il en est encore parmi les lymphatiques qui supporteraient mal le climat marin et pour lesquels l'action sédative des eaux-mères est précieuse; ce sont ceux dont les fonctions respiratoires sont défectueuses; où le catarrhe pharyngien est installé à demeure, où les poussées bronchitiques se succèdent, alternant avec de l'acné ou de l'impétigo; ce sont enfin ceux atteints d'une suppuration chronique : coryza purulent ou otorrhée pour laquelle une exacerbation est à redouter.

Notons aussi ces adolescents dystrophiques dont la croissance se fait trop vite ou se fait mal, sans affection bien définie : fils d'arthritiques, de nerveux, intoxiqués dès le bas-âge. Leurs membres sont grêles, ils sont impressionnables, névralgiques, migraineux, leur assimilation est défectueuse, leur nutrition traînante, leurs réactions exagérées; parfois aussi ils présentent des crises d'entéro-colite muco-membraneuse qui cèdent, ainsi que les autres tares organiques, au traitement général à la fois tonique et sédatif.

Le Rachitisme est un autre état organique défectueux que l'expérience a montré depuis longtemps, justiciable de la cure salée. Quelle que soit la théorie qui puisse élucider la pathogénie complexe de cet état, il y a un accroissement excessif et une calcification insuffisante des tissus : de là des déformations qui peuvent s'atténuer au début ou devenir définitives.

Il faut envoyer à Salies-de-Béarn (Source du Bayàa) ces malades aux jambes arquées, aux membres tordus avec nouures saillantes des épiphyses, au sternum en carène; ceux dont le thorax présente une déformation et un enfoncement osseux ou cartilagineux. A Salies-de-Béarn ressortissent les déviations de croissance par faiblesse osseuse tendineuse ou musculaire qui s'appellent scoliose, cyphose, genu-valgum, pied-bot. La plupart des sujets qui en sont atteints ont une hygiène générale défectueuse, et c'est à leur état général qu'il faut s'adresser avant tout. La gymnastique, les appareils orthopédiques peuvent masquer la déformation, mais ne peuvent la guérir; il faut pour cela ossifier un système osseux insuffisant, renforcer des muscles qui fléchissent, faire céder des contractures; les bains et douches de Salies-de-Béarn (Source du Bayàa) sont la médication de choix.

Il faut aussi envoyer à Salies-de-Béarn *les ané-*

miques, ceux et celles présentant cette variété de chlorose et d'anémie consécutives à une infection quelconque; ceux aux troubles digestifs, où les ferrugineux sont mal supportés. Les anémies des jeunes filles avec troubles menstruels, dysménorrhée ou aménorrhée, dans un état nerveux irritable ou déprimé, et s'accompagnant souvent de signes inquiétants du côté des organes respiratoires. L'action de Salies-de-Béarn, dans ces cas, s'explique par l'augmentation de l'hémoglobine du sang si bien étudiée par Hénocque.

Classons ensuite les *neurasthéniques* et prenons sous ce terme non seulement les malades ressortissant à la névrose pure décrite par Beard, mais ceux que désigne son sens étiologique d'épuisement nerveux. Tous les surmenés et déprimés par fatigue de la vie mondaine et travail cérébral exagéré, s'y refont un système nerveux nouveau; bien des jeunes femmes venues à Salies-de-Béarn pour y soigner des misères de leur sexe, y reviennent ensuite pour la seule raison qu'elles y ont trouvé la force et l'énergie dont elles avaient besoin et dont elles étaient privées dans la vie de tous les jours. Ces résultats ne sont pas surprenants, car, en dehors de toute action suggestive chez des névrosés, l'action de la cure s'obtient à la fois par la reminéralisation intense de l'organisme sous l'influence d'un milieu si richement doté au point de vue chimique, par l'action stimulante des douches ou par la sédation des eaux-mères adjointes au traitement.

Mentionnons aussi les *atrophies musculaires* et *paralysies* consécutives aux infections, aux traumatismes locaux, aux lésions spéciales. Une mention particulière doit être faite pour les *fractures* et leurs suites, pour les ankyloses post-opératoires, les dégénérescences de certaines myopathies ou névropathies dont la maladie de Little est le type. Dans les fractures la balnéation salée aide à la formation et à la consolidation du cal. Dans les autres troubles trophiques des membres consécutifs aux actions énumérées ci-dessus ou liées à la réduction de la *luxation congénitale de la hanche*, le traitement atténue les douleurs, fait disparaître les contractures, résout les épanchements intra ou péri-articulaires, assouplit la peau, tonifie et rénove les muscles; l'action est prompte et énergique.

Il est fréquent de voir après une seule saison la station debout, la marche, la préhension, les mouvements redevenir possibles et faciles chez des sujets dont l'impotence fonctionnelle était absolue auparavant; les résultats éloignés se traduisent par un coup de fouet donné à la nutrition du membre dans lequel la croissance redevient normale et où s'atténue la disproportion qui devait s'accentuer entre le côté sain et le côté malade.

Les manifestations déformantes du *rhumatisme chronique* peuvent être heureusement influencées; il n'en est pas de même pour celles du rhumatisme articulaire aigu, qui sont justiciables des eaux hyperthermales; il faut donc envoyer les malades atteints d'*arthrites sèches* et hydarthroses récidivantes dont la résolution s'obtient rapidement.

Les troubles de la circulation veineuse : *varices, hémorroïdes, phlébite*, fournissent un contingent précieux de malades aux eaux du Bayàa de Salies-de-Béarn. Après une cure faite pour une affection toute différente, les patients constatent l'amélioration de ces troubles ainsi que la disparition de petits malaises : migraines, crampes, froid aux pieds, enflures péri-malléolaires qui les gênaient dans la vie de chaque jour. Les œdèmes et exsudats péri-vasculaires, les douleurs et les pesanteurs consécutives aux phlébites s'atténuent rapidement; le bain de Salies-de-Béarn (Source du Bayàa), agit non seulement par stimulation réflexe mais vraisemblablement aussi par sa pression qui occasionne une sorte de massage hydraulique rendant aux parois vasculaires et aux vaso-moteurs la tonicité et l'élasticité qui leur faisait défaut.

A cette action se rattache celle que Salies-de-Béarn exerce sur les épidermes fragiles et facilement infectés ou excoriés, sujets aux acnés, aux furoncles, engelures, aux impétigos; le terrain de culture que le derme offre naturellement au staphylocoque est radicalement modifié.

De toutes ces indications générales, il faut retenir ce fait qui domine toute la pathologie justiciable des eaux salées, c'est que la cure chlorurée bromo-iodurée de Salies-de-Béarn (Source du Bayàa), seule station présentant ce traité thérapeutique, est la mieux tolérée et plus efficace que partout ailleurs. L'action, suivant les procédés employés, est tonique, sédative ou résolutive. On ne saurait assez mettre en relief ce triple caractère et détruire cette légende que l'action de Salies-de-Béarn est énervante. Le professeur Landouzy le répétait avec insistance (*Voyage d'études médicales de 1905* : « C'est ici que le climat et les eaux permettent les guérisons chez les enfants et les sujets irritables... C'est ici qu'on tonifie les malades en les calmant. »

MALADIES DES FEMMES

Les maladies des femmes forment un groupe très important des malades traités à Salies-de-Béarn avec un tel succès, qu'elles ont mérité à la « Source du Bayàa » le nom de « Source Utérine ». Les jeunes filles au moment de la formation sont souvent atteintes d'aménorrhée. Cette maladie, due soit à un appauvrissement du sang, soit à l'influence d'un trouble nerveux et en général réfractaire au traitement ferrugineux ordinaire, s'améliore rapidement grâce aux douches et bains salés. Le même effet s'obtient aussi chez les jeunes femmes anémiées et fatiguées, aux règles rares et irrégulières avec atonie des tissus; peu de temps après le traitement, la circulation se fait plus active, l'appétit renaît et se maintient, l'état général s'améliore et les règles enfin se rétablissent normales.

Les résultats sont également des plus appréciables dans la dysménorrhée, avec les ménorrhagies et métrorrhagies abondantes survenant sans lésion utérine, simplement par trouble nerveux de la circulation, au moment de la puberté, chez les jeunes filles, au moment de la ménopause chez les femmes.

Les métrites guérissent à Salies-de-Béarn (Source du Bayàa). Nous ne parlons pas de la métrite simple avec légère inflammation de la muqueuse, un peu de leucorrhée, qui est plutôt une manifestation lymphatique, sous la dépendance de l'anémie et qui s'améliore vite par le relèvement de l'état général. Nous parlerons surtout des métrites chroniques : métrite du col et endométrite parenchymateuse. De grandes causes les provoquent : d'abord la cause infectieuse puerpérale ou blennorrhagique, fausses couches ignorées ou mal soignées et en outre les causes d'ordre général, maladies antérieures, anémie, mauvais état général.

Ces malades, dont le col utérin est gros et mou, souvent congestionné et ulcéré, dont l'utérus est plus développé que le volume normal, remontant souvent jusqu'au pubis, se plaignent de pesanteur dans le bas-ventre, de douleurs et de tiraillements dans les reins, les cuisses et les fesses, de douleurs exaspérées par la marche et la station debout, calmées par le repos, de douleur vive au moment des règles; elles présentent en même temps une leucorrhée plus ou moins abondante, exagérée avant les règles, pertes blanches, jaunâtres, verdâtres, d'une odeur plus ou moins désagréable et ressemblant à du muco-pus et souvent à du pus véritable, enfin souvent des métrorrhagies abondantes, « métrites hémorragiques ». L'amélioration est rapide et s'annonce au début par une augmentation de leucorrhée, par un véritable flux moins purulent qui devient ensuite moins abondant, simplement muqueux; en même temps, les douleurs pelviennes et les symptômes généraux s'amendent, le col diminue de volume, l'engorgement se résorbe, et la guérison survient, mais il faut dire ici qu'une seule saison est rarement suffisante et que deux ou trois saisons rapprochées sont utiles. Mais la métrite n'est pas toujours isolée et s'accompagne de lésion des organes voisins : trompe, ovaire, tissus avoisinants, formant la grande classe des salpingites, des ovarites, des salpingo-ovarites, ou plutôt tout simplement des annexites. Celles-ci peuvent être aiguës ou chroniques-aiguës, elles s'accompagnent de fièvre, de douleur vive pelvienne, nausées, vomissements, enfin de symptômes de réaction péritonéale. Elles peuvent à ce moment-là devenir purulentes et donnent lieu à du pyo-salpynx. Ces symptômes aigus sont une contre-indication formelle à l'envoi de ces malades à Salies-de-Béarn, pour qui le traitement salé serait des plus nuisibles.

Chroniques, elles s'accompagnent de phénomènes de gêne, de pesanteur au bas-ventre, de douleurs pelviennes, d'impotence fonctionnelle, de développement de la trompe, d'empâtement de la région.

Envoyez à Salies-de-Béarn (Source du Bayàa), ces salpingites chroniques; envoyez à Salies-de-Béarn (Source du Bayàa), les péri-métrites, les para-métrites, les pelvi-péritonites chroniques avec adhérences consécutives à des suppurations pelviennes; envoyez-les loin de tout accident aigu, quand toute inflammation aiguë aura disparu, et l'on verra petit à petit, en même temps que guérira l'inflammation occasionnelle, disparaître l'empâtement, se détruire les adhérences et se mobiliser l'utérus. Nous dirons également un mot des déviations utérines : antéversion et antéflexion, rétroversion et rétroflexion. En principe, quand ces déviations sont congénitales et qu'elles tiennent à une position vicieuse de l'utérus sans cause apparente, sauf quand la cause réside dans la diminution de tonicité des ligaments utérins, elles sont moins justiciables du traitement salé. Mais toutes ces déviations dont la cause initiale est inflammatoire, métrites, inflammations péri-utérines, adhérences relevant l'utérus immobilisé soit en avant, soit en arrière, dans tous ces cas grâce à l'emploi des bains et des douches locales, on voit l'utérus se décongestionner, diminuer de volume, les adhérences se détruire et l'organe reprendre enfin sa position normale.

Enfin, certains cas de stérilité guérissent à Salies-de-Béarn (Source du Bayàa). La cause en sera généralement une des maladies citées antérieurement : anémie, trouble de menstruation, atonie des organes génitaux, métrites, déviations, sécrétions utérines anormales; tous ces différents états sont modifiés et guéris par le traitement salin, qui favorise ainsi la conception et permet la maternité.

FIBROMES

Indications spéciales. — Parmi toutes les indications que cette Station présente, il en est une qu'on peut appeler sa dominante thérapeutique, c'est celle qui conserve les fibromyomes utérins, ou plus généralement parlant, la fibromatose utérine.

Schématiquement, les conditions pathogéniques de cette affection sont les suivantes :

1° Comme cause prédisposante, un tempérament arthritique, substratum diathésique fondamental;

2° Comme cause efficiente, des épreuves morales, prolongées ou renouvelées. Celles-ci engendrent et entretiennent, chez beaucoup de femmes, un état neurasthénique qui trouble chroniquement la nutrition cellulaire et qui finit par agir dystrophiquement d'une façon élective sur l'utérus — *mulier tota in utero* — ou plus exactement sur l'appareil utéro-ovarien tout entier. Cette action s'exerce vraisemblablement par l'intermédiaire du système nerveux trophique ou vaso-moteur. Elle produit la congestion chronique et peu à peu la sclérose hypertrophique de l'utérus avec tout leur cortège symptomatique; celui-ci est des plus variables et des plus mobiles;

3° Comme cause subsidiaire, une infection. Les accidents d'ordre infectieux liés à la vie génitale, — biennoragie, infection puerpérale — ne jouent ici qu'un rôle adjuvant, nullement nécessaire.

La fibromatose utérine est remarquablement améliorée et souvent guérie par la cure thermale de Salies-de-Béarn, bien conduite et suffisamment prolongée. Chez les malades d'une certaine condition sociale, l'indéniable efficacité de cette cure toute hygiénique et médicale des fibromes utérins justifie pleinement son adoption dans la plupart des cas, à l'exclusion de toute intervention chirurgicale non formellement motivée (1).

Le résultat heureux de la cure se fait généralement sentir avant la fin de celle-ci. Constamment, au bout de peu de temps, quelques semaines au plus, souvent moins, une amélioration très grande de l'état général se produit : remontement nerveux, récupération des forces, etc... Préalablement et parallèlement, atténuation constante et disparition graduelle, plus ou moins complète et plus ou moins lente à se produire, de tous les symptômes fâcheux causés par le fibrome, à savoir : phénomènes dits de voisinage et de compression, et en particulier, douleurs et hémorragies.

Pour ce qui est des douleurs, c'est on ne peut plus net et constant. Quant aux hémorragies, l'effet favorable est moins rapide; elles s'atténuent et disparaissent, mais moins constamment que les phénomènes douloureux et surtout plus lentement.

L'examen de l'abdomen permet de constater, au bout de peu de temps, — deux à trois semaines — un changement notable dans l'état des parties. La malade, d'ailleurs, se sent déjà allégée et voit son

1. — Il est nécessaire de savoir qu'à Salies-de-Béarn (Source du Bayàa), on obtient des résultats merveilleux dans nombre de ces cas : les fibromes diminuent, les pertes s'éloignent, les forces renaissent et le néoplasme suit une évolution favorable qui éloigne accidents et dangers.

Si le fibrome ne menace pas l'existence, n'exposez pas le malade au danger de l'opération ; commencez par l'envoyer à Salies et, le plus souvent, l'intervention chirurgicale deviendra inutile.

(Professeur Reclus. *Conférence du 11 Septembre 1900.*)

ventre commencer à diminuer un peu. Le fibrome présente des contours plus nets, il s'isole de la zone ambiante, il se dépouille en quelque sorte peu à peu de la gangue péri-fibromateuse; il semble par suite plus dur au palper, et, dans l'ensemble, moins volumineux.

Dès la première saison, écrivait un de nos prédécesseurs, Foix, il y a vingt ans déjà, l'ensemble de la tumeur a diminué déjà d'un bon tiers; cela s'entend surtout des gros fibromes sous-péritonéaux, qui sont les plus susceptibles d'amélioration rapide par ce traitement.

D'après Foix encore, les résultats seraient moins prononcés et plus passagers avec les fibromes interstitiels de volume moyen, excellents par contre avec les petits fibromes.

Tous les auteurs qui ont pratiqué à Salies et laissé des écrits sur les effets des eaux, s'accordent à dire que la diminution de volume de la tumeur est toujours précédée d'un ramollissement notable de celle-ci. Le fait ne nous a pas paru très net à l'examen des malades.

Tous aussi disent que la gangue péri et interfibromateuse se résorbe assez rapidement : que les exsudats plastiques périmétritiques disparaissent, que l'utérus se libère ainsi peu à peu des adhérences qu'il peut avoir contractées avec les organes voisins comme avec la paroi abdominale. Nous souscrivons entièrement à ces assertions.

Nous faisons remarquer que cette action résolutive isole ainsi souvent et rend perceptible au toucher explorateur un ou plusieurs noyaux fibromateux qui se trouvaient perdus au sein d'un parenchyme engorgé sans qu'on pût en faire le diagnostic : c'est là un avantage. Et aussi, qu'en faisant disparaître des adhérences, des exsudats plastiques plus ou moins importants, le traitement de Salies, appliqué préalablement à une intervention fermement décidée, rendra celle-ci plus facile pour le chirurgien, moins périlleuse pour l'opérée.

Si les exsudats sont de formation post-opératoire, Salies (Source du Bayàà), corrigera aussi aisément ces fâcheuses suites et résoudra ces exsudats qui peuvent engendrer des douleurs.

La disparition complète d'un fibrome de volume notable peut-elle se produire à la suite du traitement de Salies-de-Béarn ? Théoriquement, il n'y a pas de raison, semble-t-il, pour qu'elle soit impossible ; et en fait, nous connaissons bien des cas probants à cet égard.

Chez la plupart des malades, les effets que nous venons de décrire ne se maintiennent que si celles-ci réitèrent leurs saisons, s'astreignent à revenir se baigner à Salies-de-Béarn (Source du Bayàa), chaque année, souvent même deux fois l'an. (Après trois ou quatre ans de cure, dit Foix, l'activité morbide est vaincue.) Par là il a voulu dire sans doute que le fibrome n'a plus de tendance à augmenter et qu'il restera tout au moins stationnaire, même si la cure est abandonnée définitivement après ces trois ou quatre années. C'est du moins ce que nous observons presque toujours dans ces conditions.

En résumé, *Salies-de-Béarn (Source du Bayàa), est très utile aux femmes affligées de fibromes utérins*, en ce sens qu'il les délivre assez rapidement des inconvénients, des entraves fâcheuses et pénibles — impotence, douleurs, hémorragies, etc., — liés à la présence de ceux-ci. Bénéfice thérapeutique très grand qui, lorsqu'il est complètement acquis à nos malades, équivaut à la guérison, représente la guérison elle-même, au vrai sens médical du mot, c'est-à-dire la disparition des maux engendrés par l'altération de l'organe, avec conservation de celui-ci et des fonctions qu'il doit remplir.

CONTRE-INDICATIONS DE LA CURE DE SALIES-DE-BÉARN

Bien que nous ayons fait ressortir au cours de ces pages quelques-unes des circonstances et quelques-uns des cas pour lesquels il vaut mieux s'abstenir de Salies-de-Béarn, nous allons, à cause de leur importance, les répéter ici et les compléter en même temps.

Il faut d'abord écarter tous les malades en poussée aiguë. On n'enverra donc pas une arthrite tuberculeuse avec fièvre, une adénite à l'état chaud, pas plus qu'une métrite ou une salpingite aiguë. On attendra que la phase inflammatoire soit passée et quelques semaines suffisent. Il en sera de même pour la paralysie infantile ou les paralysies post-infectieuses qu'il y aurait danger à traiter aussitôt après l'accident initial. Ce sont des chroniques qui sont justiciables de Salies-de-Béarn.

Parmi les affections qui contre-indiquent nettement le traitement chloruré sodique, il faut citer : la tuberculose pulmonaire en voie d'évolution ; les malades cicatrisés ou menacés supporte parfaitement la balnéation avec quelques précautions accessoires.

Les congestions du foie et ictères traduisant une atteinte à l'intégrité du parenchyme hépatique ou de la circulation portale; nous nous souvenons avoir soigné une malade atteinte de cholécystite calculeuse dont la vésicule subit au cours de la cure une notable régression.

Les albuminuriques doivent éviter Salies-de-Béarn, ceci est de toute évidence, depuis surtout que les théories de la rétention chlorurée et du rôle de la déchloruration ont été élucidées; mais cela s'applique aux albuminuries liées à des lésions rénales; celles qui surviennent chez des fibromateuses, peu marquées du reste et dues à des troubles de compression du fibrome ne rentrent pas dans cette catégorie et ne contre-indiquent pas le traitement thermal.

Il en est de même des diabétiques. Ceux dont le diabète est léger, soit azoturie, soit glycosurie, — dont l'état général est bon parce que l'évolution est lente, peuvent en bénéficier; mais les diabètes graves, rapides, avec plaies et dénutrition profonde, n'en retirent aucun bénéfice et doivent s'abstenir. Les maladies de cœur permettent fort bien la balnéation si elles sont dans la phase où il y a compensation sans défaillance du muscle cardiaque et sans troubles antérieurs dans la circulation; mais elles veulent être très surveillées et le traitement assez mitigé.

Les cancéreux et les asthmatiques doivent également être écartés du traitement chloruré-sodique; pour les premiers, cette indication est formelle et ne souffre pas d'exception; parmi les secondes, on pourrait, au contraire, espérer un soulagement si l'asthme était dû à de l'adénopathie trachéo-bronchique comme le fait se voit souvent chez les enfants.

On a écrit depuis longtemps que les herpétiques devaient être écartés des eaux chlorurées-sodiques. Cela est vrai en principe, mais nécessite quelques éclaircissements. Il est certain que tout malade porteur d'une manifestation cutanée étendue ou prurigineuse se trouverait fort mal d'une immersion dans l'eau salée; tels les urticariens et les ezcémateux. Néanmoins, certaines dermatoses peu étendues peuvent aisément être préservées de l'eau par des applications isolantes dont le corps médical de Salies-de-Béarn fait un emploi judicieux, permettant ainsi la balnéation indiquée pour d'autres motifs. Il est également certain, et le fait nous a surpris au début de notre pratique, que bien des eczémas impétigineux, des psoriasis, des engelures ulcérées survenant chez des lymphatiques sont très améliorées par la cure, ce qui prouve une fois de plus que dans les dermatoses, c'est le terrain qu'il faut soigner et non la région locale.

La grossesse est évidemment une contre-indication à la balnéation chlorurée-sodique, mais l'allaitement n'en est pas une; nous avons, sans dommage, traité des nourrices et n'avons constaté aucune modification appréciable de la lactation, ni aucun trouble chez le nourrisson.

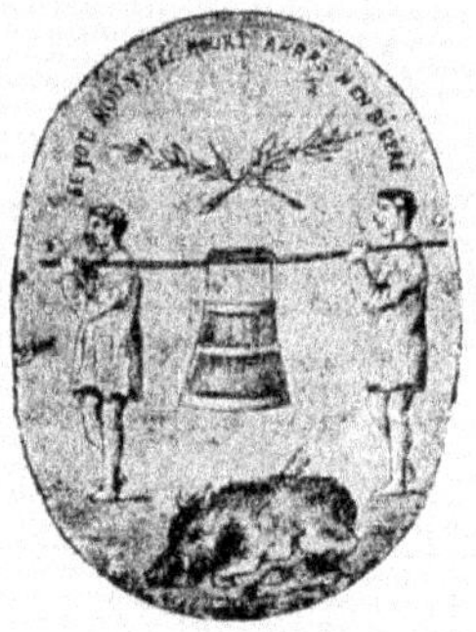

PAU. — IMPRIMERIE GARET. — J. EMPÉRAUGER, IMPRIMEUR.

TABLE DES MATIÈRES

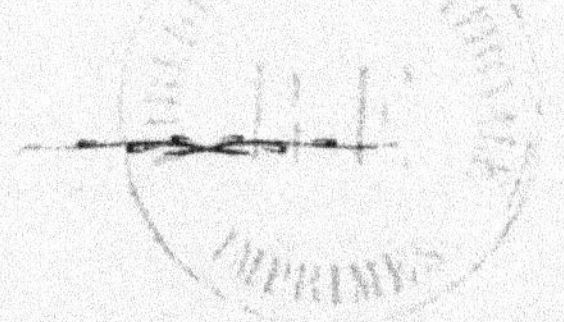

SALIES-DE-BÉARN

Salies-de-Béarn est une petite ville de 7.000 habitants, située dans l'arrondissement d'Orthez (Basses-Pyrénées), sur la ligne de Puyôo à Mauléon, à 12 heures de Paris, 3 h. 1/2 de Bordeaux et 1 h. 1/2 de Pau et de Bayonne.

Le transport des voyageurs de la gare en ville est assuré par un service de voitures : landaus, calèches, omnibus.

On trouve facilement à se loger à Salies et même dans des hôtels très confortables : grands, moyens et ainsi que des villas, chalets, maisons particulières.

Distribution d'eau potable. Lumière électrique.

L'Établissement est ouvert toute l'année, chauffé l'hiver.

L'Orchestre donne deux auditions par jour du 15 Mai au 1er Octobre.

Casino, Théâtre, Cercle, Lawn-Tennis, etc.

Pour de plus amples renseignements s'adresser au Directeur de l'Établissement Thermal.

PAU — IMPRIMERIE GARET — J. EMPÉRAUGER, IMPRIMEUR.

MIRE ISO N° 1

AFNOR 92049 PARIS LA DÉFENSE

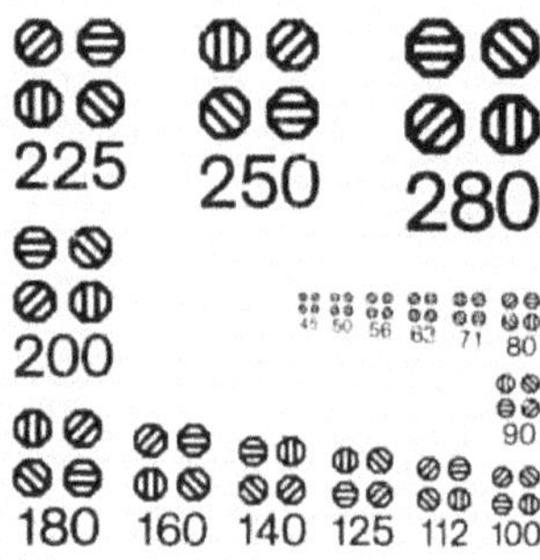

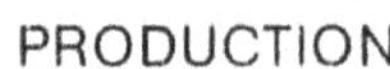

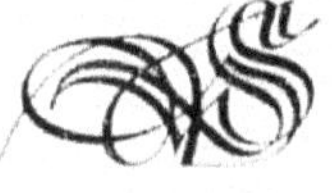

PRODUCTION SCRIPTUM PARIS

en conformité avec NF Z 43-011 et ISO 446:1991

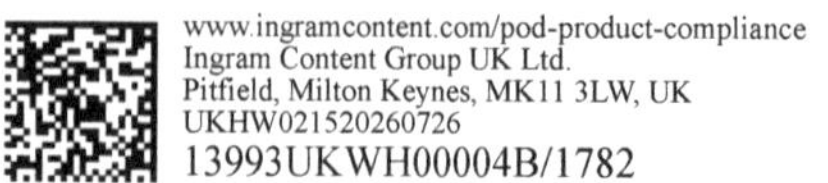
www.ingramcontent.com/pod-product-compliance
Ingram Content Group UK Ltd.
Pitfield, Milton Keynes, MK11 3LW, UK
UKHW021520260726
13993UKWH00004B/1782

9 782329 241111